BEI GRIN MACHT SICH IHR
WISSEN BEZAHLT

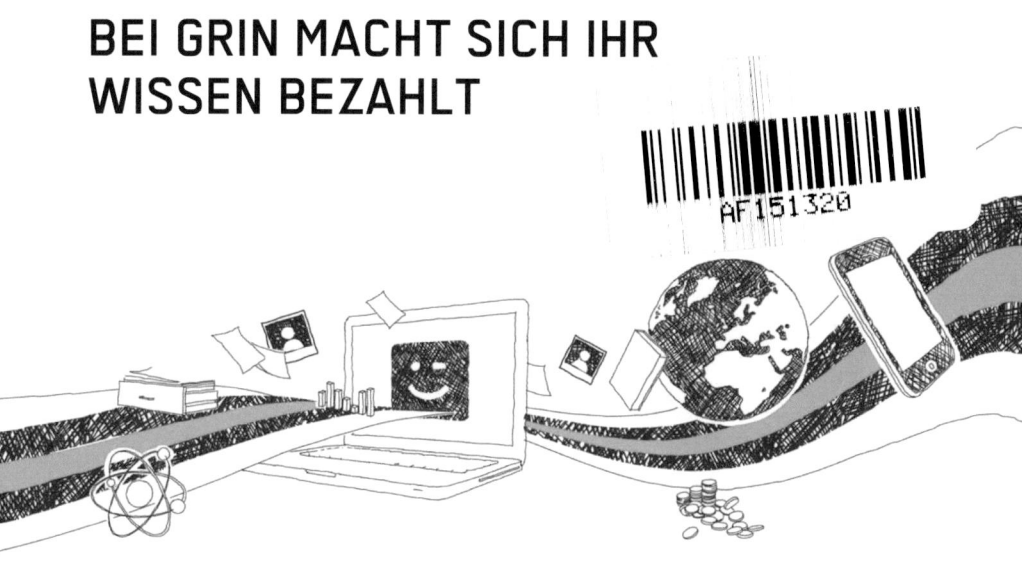

- Wir veröffentlichen Ihre Hausarbeit,
  Bachelor- und Masterarbeit

- Ihr eigenes eBook und Buch -
  weltweit in allen wichtigen Shops

- Verdienen Sie an jedem Verkauf

Jetzt bei www.GRIN.com hochladen
und kostenlos publizieren

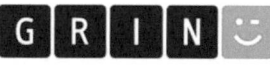

Bibliografische Information der Deutschen Nationalbibliothek:

Die Deutsche Bibliothek verzeichnet diese Publikation in der Deutschen National-
bibliografie; detaillierte bibliografische Daten sind im Internet über http://dnb.d-
nb.de/ abrufbar.

Impressum:

Copyright © 2009 GRIN Verlag, Open Publishing GmbH
Druck und Bindung: Books on Demand GmbH, Norderstedt Germany
ISBN: 9783640557622

Dieses Buch bei GRIN:

http://www.grin.com/de/e-book/145020/suchterkrankungen-bei-maennern

Andreas Hansen

Suchterkrankungen bei Männern

Alkoholismus

GRIN Verlag

GRIN - Your knowledge has value

Der GRIN Verlag publiziert seit 1998 wissenschaftliche Arbeiten von Studenten, Hochschullehrern und anderen Akademikern als eBook und gedrucktes Buch. Die Verlagswebsite www.grin.com ist die ideale Plattform zur Veröffentlichung von Hausarbeiten, Abschlussarbeiten, wissenschaftlichen Aufsätzen, Dissertationen und Fachbüchern.

Besuchen Sie uns im Internet:

http://www.grin.com/

http://www.facebook.com/grincom

http://www.twitter.com/grin_com

UNIVERSITÄT FLENSBURG
INSTITUT FÜR PSYCHOLOGIE, ABT. GESUNDHEITSPSYCHOLOGIE UND
GESUNDHEITSBILDUNG
SEMINAR: GESCHLECHT UND GESUNDHEIT; SOSE 09
4. FACHSEMESTER

Suchterkrankungen bei Männern - Alkoholismus

Andreas Hansen

Abgabedatum: 03.08.09

Inhalt: Seite:

1. Einleitung

Die gesundheitliche Situation von Männern ist erst seit wenigen Jahren Gegenstand der Gesundheitsforschung (vgl. Faltermaier, 2005). Epidemiologische Forschungsergebnisse zeigen jedoch, dass es hinsichtlich Mortalität, Morbidität und dem Umgang mit der Gesundheit geschlechtsspezifische Unterschiede gibt. So zeigen Männer häufiger als Frauen ein unangemessenes Bewältigungsverhalten, welches sich z.B. im Alkohol- oder Drogenkonsum darstellt (ebd.). Obwohl wesentlich mehr Männer als Frauen alkoholabhängig sind, gibt es bisher keine spezifischen Angebote zur Suchtbehandlung für männliche Betroffene (vgl. Wolkerdorf, 2007). Die folgende Hausarbeit befasst sich mit dem Alkoholismus. Nach einem kurzen geschichtlichen Überblick zum Thema Alkohol und der Definition wird auf das Vorkommen der Erkrankung in Deutschland eingegangen und im weiteren Verlauf auch auf die Entstehung der Abhängigkeit. Bei der Betrachtung soll außerdem auf die geschlechtsspezifischen Unterschiede Bezug genommen werden. Auf therapeutische Maßnahmen wird in dieser Hausarbeit nicht eingegangen.

2. Geschichtlicher Überblick

Schon im Altertum war der Konsum von alkoholischen Getränken weit verbreitet. Alkohol diente als Nahrungs-, Genuss- und Rauschmittel. Die Entstehung beruhte allerdings zu dieser Zeit ausschließlich auf dem Verfahren der Gärung. Erst durch das technische Verfahren der Destillation, zu Beginn der Industrialisierung, war die Produktion hochprozentiger Alkoholika möglich. Von Ärzten wurden im Folgenden erstmals direkte Zusammenhänge zwischen Alkoholkonsum und dem Auftreten bestimmter Erkrankungen erkannt (vgl. Gastpar et al., 1999). Der Arzt Benjamin Rush war der Erste, der sich mit dem Alkoholismus aus medizinischer und psychologischer Sicht auseinandersetzte und die Abhängigkeit vom Alkohol als „Krankheit des Willens" betitelte (vgl. Lindenmeyer, 1999, S.1). Der Alkoholkonsum basiert i.d.R. zunächst einmal auf einer freien Entscheidung. Bis zu diesem Zeitpunkt (Anfang der 1770er Jahre) wurde die Trunksucht vielmehr als Sünde oder gar Verbrechen angesehen. Der Physiologe E. M. Jellinek entwickelte zu Beginn der 1940er Jahre ein Krankheitsmodell, welches auch heute noch die Basis für die Behandlung der Alkoholabhängigkeit bildet (ebd.). Seit 1969 ist der Alkoholismus in Deutschland als

Krankheit anerkannt, wodurch er sich faktisch nicht von anderen Erkrankungen unterscheidet, deren Ursache multifaktoriell ist. Durch die rechtliche Anerkennung ist auch die Leistungspflicht der Sozialversicherungen gewährleistet (vgl. DHS, 2005). Auch wenn rechtlich eine klare Klassifizierung stattgefunden hat, herrscht weiterhin vielfach die Meinung, dass die Betroffenen selbst die Schuld an ihrer Sucht tragen.

3. Was ist Alkoholismus?

Synonym für die Bezeichnung Alkoholismus werden auch andere Begriffe verwendet: Alkoholkrankheit, Alkoholabusus, chronischer Alkoholismus, Trunksucht (vgl. Lindenmeyer, 1999). Wenn die psychische oder physische Abhängigkeit vom Alkohol einen solchen Grad entwickelt hat, dass auf körperlicher, seelischer oder sozialer Ebene deutliche Störungen vorherrschen, wird von Alkoholabhängigkeit gesprochen. Unvermögen zur Abstinenz und Kontrollverlust werden als die zwei wesentlichen Kriterien zur Beschreibung einer Abhängigkeit genannt. Kontrollverlust bedeutet, dass es dem abhängigen Menschen nicht möglich ist, seinen Konsum vor dem Eintreten des Rausches zu beenden (vgl. Kruse & Schettler, 1994). Mit der international gebräuchlichen und standardisierten Klassifikation von Krankheiten (ICD 10) wird Alkoholabhängigkeit diagnostiziert, wenn mindestens drei der folgenden acht Kriterien in den letzten Jahren auftraten:

1. Starker Wunsch nach Alkohol, 2. Herabsetzung der Kontrollfähigkeit hinsichtlich Beginn, Ende und Menge des Konsums, 3. Alkoholkonsum, um Entzugssymptomatik zu mindern, 4. Körperliche Entzugssymptome, 5. Toleranzsteigerung, 6. Einengung der Verhaltensmuster in Bezug auf Alkohol, 7. Alkoholkonsum führt zu Vernachlässigung anderer Interessen, 8. Trotz offensichtlicher Folgeschäden wird weiter getrunken (vgl. Burger & Mensink, 2003).

4. Epidemiologie

In den westlichen Industriestaaten ist der Alkoholismus die häufigste psychische Erkrankung bei Männern. Bei Frauen treten nur Angststörungen noch häufiger als Alkoholabhängigkeit auf (vgl. Lindenmeyer, 1999). Die Menge des Alkoholkonsums variiert zwar teilweise stark zwischen den verschiedenen Kulturen, so lag der Pro-Kopf-Konsum (reiner Alkohol in Liter) im Jahr 2000 bei 10,4 in Deutschland und bei 6,5 in Japan (vgl. DHS, 2003, S.13). Allerdings trinken Frauen in allen Kulturen konsistent weniger alkoholische Getränke, als

4

dies bei der männlichen Bevölkerung der Fall ist (vgl. Bischof & John, 2002). Jedoch nimmt der Konsum bei Frauen mit dem Anstieg an Modernität einer Gesellschaft zu und auch bei Untersuchungen jüngerer Kohorten zeigte sich eine Angleichung des weiblichen Geschlechts an ihre männlichen Altersgenossen, hinsichtlich der konsumierten Menge (ebd.). Zwischen dem männlichen und weiblichen Trinkverhalten gibt es jedoch deutliche Unterschiede. Der Konsum von alkoholischen Getränken ist nahezu eine Selbstverständlichkeit für viele Männer. (vgl. Vosshagen, 1997). Alkohol als Konsum- und Genussmittel ist in Deutschland und in vielen anderen westlichen Staaten weitestgehend anerkannt und der Konsum und auch Räusche werden, sofern sie in gesellschaftlich akzeptierten Rahmenbedingungen geschehen, in der Regel nicht sanktioniert (vgl. Hapke, 2003). Wie zu erwarten ist, liegt hier die Menge des konsumierten Alkohols auch weit über dem Maß, welches in Abstinenzgesellschaften erreicht wird (ebd.). Abstinenzgesellschaften können z.b. Kulturen mit muslimischer Prägung sein, in denen Alkoholkonsum aus religiösen Gründen sanktioniert wird (vgl. DHS, 2005) oder die Vereinigten Staaten von Amerika, die durch das Alkoholverbot der US-Regierung, welches 1919 in Kraft getreten ist und 1933 wieder abgeschafft wurde, zu einer terminalen Abstinenzgesellschaft wurden (vgl. Gastpar et al., 1999). In Deutschland leben derzeit ca. 1,6 Mio. alkoholabhängige Menschen und ein deutlich größerer Anteil (ca. 3,2 Mio.) kann als Alkoholmissbraucher bezeichnet werden (vgl. Hapke, 2003). Von Alkoholmissbrauch wird gesprochen, wenn weiterhin in gleichem Maße ein Konsum beibehalten wird, obwohl negative Folgen auf der psychischen, physischen oder sozialen Ebene aufgetreten sind. 20,1 % der männlichen Bevölkerung und 4,7 % der weiblichen Bevölkerung zeigen einen riskanten Alkoholkonsum. Gefährlicher Konsum wird von 6,8 % der Männer und 4,6 % der Frauen betrieben (ebd.). Hier zeigt sich besonders deutlich eine geschlechtliche Diskrepanz im Bereich des riskanten Konsums. Vollständig abstinent leben in Deutschland lediglich 5-10 % der erwachsenen Bevölkerung (vgl. Lindenmeyer, 1999). Die Mortalitätsrate durch die Folgen des Alkoholkonsums liegt bei ca. 42.000 Menschen im Jahr (vgl. Münch & Reiz).

5. Konsumklassen

Mit Zunahme des Alkoholkonsums steigt das Risiko, psychische, physische oder soziale Folgeschäden zu erleiden. Hinsichtlich der getrunkenen Menge wird zwischen vier aufeinanderfolgenden Konsumklassen unterschieden. Vom *risikoarmen Konsum* wird gesprochen, wenn der tägliche Alkoholkonsum bei maximal 30-40 g für Männer und bei maximal 20 g für Frauen nicht überschritten wird. Hier wird auch schon an der Bezeichnung deutlich, dass es keinen risikofreien Alkoholkonsum gibt. *Riskanter Konsum* bedeutet, ein täglicher Konsum von 30-60 g für Männer und 20-40 g für Frauen. Als *gefährlicher Konsum* wird 60-120 g für Männer und 40-80 g für Frauen angesehen und um in die Gruppe des *Hochkonsums* eingruppiert zu werden, muss der tägliche Konsum mehr als 120 g von Männern und mehr als 80 g von Frauen überschreiten (vgl. DHS, 2003). Der Gehalt an reinem Alkohol in einem Glas Bier beträgt ca. 13 g (ebd.). Die Angaben beziehen sich selbstverständlich nicht auf den einmaligen Konsum der Alkoholmenge, sondern auf einen regelmäßigen.

6. Entstehung der Sucht
6. 1 Ätiologie

Zur ursächlichen Erklärung des Alkoholismus ist es unabdingbar, dass sowohl biologische, als auch psychische und soziale Bedingungen betrachtet werden (vgl. DHS, 2003). Dieser multifaktorielle Zusammenhang, der die Wirkung des Alkohols, die spezifischen Eigenschaften des konsumierenden Individuums und die kulturellen, sozialen und ökonomischen Umweltfaktoren mitberücksichtigt, bietet die beste Grundlage zur Erklärung (vgl. Hapke, 2003). Alkoholabhängige sind keine Menschen, deren Charakter besonders „schwach" ist. D.h. sie sind nicht mehr und auch nicht weniger labil als Nichtabhängige (vgl. Lindenmeyer, 1994). Auch der immer wieder aufkommende Glaube, dass es ein „Alkoholiker-Gen" gibt, hat sich bisher nicht bestätigt. Die Ursache für familiär gehäuft auftretende Abhängigkeit ist eher auf der psycho-sozialen Ebene zu finden. Alkoholismus entwickelt sich häufig im Rahmen einer anderen psychischen Erkrankung (z.B. Depression, Angststörung). Hierbei wird von einer sekundären Abhängigkeit gesprochen. Der Konsum von Alkohol dient hierbei als Bewältigungsmechanismus (ebd.). Männer zeigen wesentlich häufiger unangemessenes Bewältigungsverhalten, als dies bei Frauen zutrifft (vgl. Faltermaier, 2005). Als unangemessen kann die Bewältigung durch spezifische Substanzen, zu denen auch Alkohol zählt, angesehen werden. Hierbei ist das Bewältigungsverhalten ein Risikoverhalten.

6. 2 Männer und Alkohol

Nach Lindenmeyer (1994) gibt es in Deutschland fünf ungeschriebene Gesetze für den Umgang mit Alkohol, die jedoch nur eingeschränkt auch für Frauen gelten. Das erste Gesetz besagt, dass das regelmäßige Trinken von Alkohol normal ist. Das zeigt sich z.b. dadurch, dass dieser selbstverständlich in Lebensmittelgeschäften zu erwerben ist. Alkohol gehört zum Leben, wie das zweite Gesetz besagt. In vielen alltäglichen Situationen ist der Konsum alkoholhaltiger Getränke völlig selbstverständlich, z.b. zu den Mahlzeiten, beim Fernsehen, bei geselligen Zusammentreffen. Das dritte Gesetz lautet „Alkohol tut gut". Hiernach werden die positiven Konnotationen vom Alkoholkonsum in den Vordergrund gerückt, z.b. die entspannende und kontaktfördernde Wirkung. Laut dem vierten Gesetz ist die Orientierung an den mittrinkenden Menschen bedeutsam. Bei der konsumierten Menge wird darauf geachtet, dass man sich in Bezug auf die Menge an den anderen orientiert und die Menge derer als normal angesehen wird. Die weitläufige Meinung, dass Alkoholtrinken Privatsache sei, bildet die Basis für das fünfte Gesetz. Das führt unter anderem dazu, dass Alkoholabhängige durch ihre Mitmenschen, wie z.B. Arbeitskollegen „gedeckt" werden und diese unbeabsichtigt zu Co-Abhängigen werden (vgl. Lindenmeyer, 1994). Grade bei Männern wird das Trinken von Alkohol oftmals als etwas Selbstverständliches angesehen und Alkoholkonsum, sowie die Folgen – der Rausch oder ein „Kater" am nächsten Tag – als typisch männlich betrachtet (ebd.).

6. 3 Komorbidität

In Untersuchungen zur Abhängigkeit hat sich gezeigt, dass bei Alkoholabhängigen eine Lebenszeitprävalenz von 70-80 % mit anderen psychischen Erkrankungen auftritt. Das bedeutet, dass etwa ¾ der Abhängigen im Verlauf des Lebens an mindestens einer weiteren psychischen Störung leidet. Parallel zur Abhängigkeit ist bei 65 % eine weitere psychische Störung zu diagnostizieren. Bei Frauen treten hierbei hauptsächlich Angst- und affektive Störungen auf und bei Männern häufiger antisoziale Persönlichkeitsstörungen (ASPD). Ein weiterer wesentlicher Unterschied zwischen den Geschlechtern ist, dass die komorbide Störung bei den weiblichen Betroffenen meist vor der Suchterkrankung auftritt und bei Männern in den meisten Fällen nach Eintritt der Abhängigkeit die komorbide Störung hinzukommt (vgl. Bischof & John, 2002).

6. 4 Phasenmodell nach Jellinek

Nach Jellinek ist der Abhängigkeit eine *präalkoholische Phase* vorangestellt. Während dieser Phase wird der Konsum von alkoholischen Getränken zur Erleichterung, in Situationen mit hohem Konfliktpotential, genutzt. Der zu Beginn gelegentliche Konsum wird immer häufiger und geht einher mit einer Toleranzentwicklung. Die zweite Phase wird als *Prodromalphase* bezeichnet. Getrunken wird jetzt immer häufiger heimlich und es kommt zum gierigen Trinken, bei dem die ersten Gläser schnell hintereinander getrunken werden. Der Betroffene ist nicht selten durch Schuldgefühle belastet und es stellen sich Gedächtnislücken ein. In der nun folgenden *kritischen Phase* sind der Kontrollverlust und die Abhängigkeit stark ausgebildet. Phasen von Abstinenz können eingehalten werden, jedoch kommen auch extreme und exzessive Trinkphasen immer wieder vor. Es werden Trinkmuster entworfen um nur noch zu bestimmten Zeiten oder bestimmten Bedingungen zu trinken. Diese Versagen jedoch häufig und es kommt im Verlauf öfter zu morgendlichem Konsum. Die gedankliche Fixierung auf den Alkohol wird immer größer. Infolgedessen werden soziale und berufliche Pflichten vernachlässigt. Während der *chronischen Phase* treten immer längere Räusche auf. Durch alkoholbedingte körperliche Schäden kann es zu rückläufiger Alkoholtoleranz kommen. Angstgefühle und Zittern treten nun häufig auf. Durch die toxische Wirkung auf das Zentrale Nervensystem treten zerebrale Störungen auf (z.B. Delir, Psychosen) (vgl. Kruse & Schettler, 1994).

7. Klassifikation
7. 1 nach Jellinek

Von Jellinek wurde eine Einteilung der verschiedenen „Alkoholikertypen" vollzogen. Er grenzt hierbei den Erleichterungstrinker, Gelegenheitstrinker, süchtigen Trinker, Gewohnheitstrinker und den episodischen Trinker voneinander ab. Wobei die Einteilung nicht statisch zu verstehen ist. So besteht z.B. bei dem Erleichterungstrinker die Gefahr, dass sich ein süchtiges Verhalten zum γ-Typ entwickelt (vgl. Kruse & Schettler, 1994).

α-Typ	β-Typ	γ-Typ	δ-Typ	ε-Typ
Erleichterungs- trinker/Problem- trinker	Gelegenheits- trinker	Süchtiger Trinker	Gewohnheits- trinker, Kontinuierlicher Konsum	Episodischer Trinker
Psychische Abhängigkeit	Keine Abhängigkeit	erst psychische dann physische Abhängigkeit	Physische Abhängigkeit	Physische Abhängigkeit
Kein Kontrollverlust	Kein Kontrollverlust: Gefahr durch Gewöhnung	Kontrollverlust Mit Phasen der Abstinenz	Kein Kontrollverlust, keine Abstinenz	Kontrollverlust, Fähigkeit zur Abstinenz

(vgl. DHS, 2005, S. 40)

7. 2 nach Cloninger

Der amerikanische Psychiater C. R. Cloninger gruppiert demgegenüber den Alkoholismus in zwei Gruppen ein. Er grenzt hierbei den Typ-1 Alkoholismus von dem Typ-2 Alkoholismus ab. Der Typ-1 zeichnet sich durch seinen späteren Beginn aus, der sich im Regelfall nach dem 25. Lebensjahr entwickelt. Es bestehen selten familiäre Dispositionen, Abhängigkeitssymptome sind weniger ausgeprägt, die Entstehung ist eher auf Umweltfaktoren zurückzuführen und betroffen sind sowohl Männer als auch Frauen. Im Gegensatz dazu ist beim Typ-2 Alkoholismus meist ein Beginn vor dem 25. Lebensjahr typisch und eine familiäre Häufigkeit von Alkoholabhängigkeit bzw. Alkoholmissbrauch ein gehäuft auftretendes Merkmal. Des Weiteren zeichnet sich diese Form durch schwere Abhängigkeitssymptome aus. Für die Entstehung sind familiäre Dispositionen bedeutsam und betroffen sind hier meist Männer (vgl. Lindenmeyer, 1999).

8. Verlauf

Die Entstehung einer Alkoholabhängigkeit vollzieht sich über einen langen Zeitraum. Beim Beginn im Jugendalter können dies 2-3 Jahre sein, beim Beginn im Erwachsenenalter können zwischen dem Beginn des Konsums und einer manifesten Abhängigkeit 10-12 Jahre liegen (vgl. Lindenmeyer, 1999). Problematischer Alkoholkonsum setzt bei Frauen zu einem späteren Zeitpunkt als bei Männern ein. Da zu Beginn einer Therapie der Altersdurchschnitt jedoch relativ gleich ist, lässt sich daraus schließen, dass die Zeitspanne zwischen Suchtbeginn und einer Therapie bei Frauen kürzer ist als bei Männern.

9. Ausstieg aus der Sucht

Von den bestehenden Angeboten zur Suchtbehandlung wird nur ein geringer Anteil der Abhängigen erreicht. Nur knapp ein Viertel der Betroffenen nimmt im Laufe des Lebens professionelle Hilfe in Bezug auf die Alkoholsucht in Anspruch (vgl. Bischof & John, 2002). Ca. 70 % der Menschen, die alkoholabhängig sind oder einen regelmäßigen Alkoholmissbrauch begehen, sind mindestens einmal im Jahr in Hausärztlicher Betreuung. Meist geschieht dies wegen anderer körperlicher Beschwerden. Trotzdem kommt es nur in wenigen Fällen zu einem offenen Gespräch über den Alkoholkonsum. Von den Betroffenen selbst wird der Konsum häufig bagatellisiert oder verleugnet und aus Sicht der Ärzte herrscht oftmals Unsicherheit oder auch Abneigung gegenüber den Betroffenen (vgl. DHS, 2005). Da es jedoch wichtig ist, dass die Intervention so früh wie möglich beginnt, sollte der Hausarzt seinen bestehenden Verdacht auch offen ansprechen. Eine konsequente und unterstützende Haltung seitens des Arztes ist hierbei wichtig (vgl. Kruse und Schettler, 1994).

10. Folgen

10. 1 Missbrauch

Die häufigste und direkte Folge von Alkoholkonsum ist die Intoxikation, die nicht nur bei Alkoholabhängigen auftritt. Man unterscheidet bei den Rauschzuständen zwischen drei Formen. Der *leichte Rausch* tritt bei einer Blutalkoholkonzentration (BAK) zwischen 0,5 und 1,5 ‰ ein. Typisch für den leichten Rausch ist ein erhöhter Rede- und Tätigkeitsdrang, Enthemmung und das Einsetzen leichter Koordinationsschwierigkeiten. Beim *mittelgradigen Rausch*, mit einem BAK zwischen 1,5 – 2,5 ‰, verstärken sich die Symptome, Benommenheit tritt ein und die Bedürfnisbefriedigung engt sich auf die Triebhaftigkeit ein. Beim *schweren Rausch* wird eine Alkoholkonzentration von > 2,5 ‰ erreicht. Nun treten Bewusstseinsstörungen, schwere neurologische Ausfälle, Desorientierung bis hin zu einer komatösen Bewusstseinslage auf (vgl. Kruse & Schettler, 1994).

10. 2 Abhängigkeit

Folgen des Alkoholismus sind, wie schon die Definition vermuten lässt, sowohl auf der psychischen, physischen und sozialen Ebene zu finden. Folgen auf der sozialen Ebene sind typischerweise Partnerschaftskonflikte und Trennungen, Verschuldung, Verlust der

Wohnung, Führerscheinverlust, Straftaten unter Alkoholeinfluss (vgl. Münch & Reiz, 1996).
Psychiatrisch relevante Störungen sind die Alkoholhalluzinose, der alkoholische
Eifersuchtswahn, bei dem die betroffenen Männer die eigenen Schuldgefühle auf die
Ehefrau/Partnerin projizieren und unabbringbar von deren Untreue überzeugt sind. Weitere
alkoholbedingte Störungen sind das Korsakow-Syndrom und die Wernicke-Enzephalopathie
(ebd.). Im Bereich der körperlichen Folgen ist eine Reihe an Erkrankungen zu nennen. Es
können Erkrankungen des Verdauungstraktes auftreten, z.b. Entzündungen der Schleimhäute
in der Speiseröhre und im Magen. Des Weiteren treten Entzündungen der Bauchspeicheldrüse
(akute und chronische Pankreatitis) im Mittel nach 10-17 Jahren auf (vgl. DHS, 2005).
Erkrankungen der Leber (Hepatitis und Leberzirrhose) werden ebenfalls häufig diagnostiziert.
Die Leberzirrhose tritt bei 20-30 % der Alkoholiker auf. Erhöht ist außerdem das Risiko für
bestimmte maligne Neubildungen, v.a. in der Mundhöhle, Rachen und Kehlkopf. Auch für
Erkrankungen des Myokards (Herzmuskel) ist Alkohol als Risikofaktor zu sehen. Folgen für
das Zentrale Nervensystem können Krampfanfälle, Polyneuropathien und Hirnorganischer
Abbau sein (ebd.). Abbauprozesse des Gehirns sind z.b. für das schon erwähnte Korsakow-
Syndrom als ursächlich anzusehen. Bei dem erwähnten Syndrom kommt es zu Störungen der
Merkfähigkeit, Desorientierung und der Konfabulation.

11. Fazit

Auch wenn die alkoholbedingten Folgen hier nur in groben Zügen und auch nicht vollständig
erläutert werden konnten, zeigt sich bei der Literaturrecherche doch, dass mit dem
Alkoholmissbrauch und Alkoholabhängigkeit ein hohes Maß an Leid der Betroffenen
einhergeht. Zusätzlich zum individuellen Schicksal kommen die monetären Kosten, die z.B.
durch Folgeerkrankungen und Frühberentung entstehen. Da der Konsum von alkoholischen
Getränken in unserer Gesellschaft etwas Selbstverständliches ist, ist es wichtig, dass
frühzeitig ein verantwortungsvoller Umgang mit Alkohol erlernt wird. Das Erlernen von
anderen Bewältigungsmechanismen ist hierbei bedeutsam und im Hinblick auf die deutlich
höhere Zahl männlicher Alkoholabhängiger ist es nötig, dass die typisch männliche
Konnotation von Alkohol einen Wandel erfährt. Es darf jedoch m. E. nach nicht darum gehen,
Alkohol zu tabuisieren, sondern ein aufgeklärter und verantwortungsvoller Umgang sollte das
Ziel sein.

12. Literaturverzeichnis & Internetquelle

Bischof, G & John, U. (2002). Suchtmittelabhängigkeit bei Männern und Frauen. In K. Hurrelmann & P. Kolip (Hrsg.), *Geschlecht, Gesundheit und Krankheit – Männer und Frauen im Vergleich.* (S. 342-358). Bern: Huber.

Deutsche Hauptstelle für Suchtfragen (Hrsg.) (2005). *Alkoholabhängigkeit.* Hamm.

Faltermaier, T. (2005). *Gesundheitspsychologie.* Stuttgart: Kohlhammer Urban.

Gastpar, M., Mann, K., Rommelspacher, H. (Hrsg.) (1999). *Lehrbuch der Suchterkrankungen.* Stuttgart: Thieme.

Hapke, U. (2003). Prävention und Risikoverhalten – Alkoholkonsum. In M. Jerusalem & H. Weber (Hrsg.), *Psychologische Gesundheitsförderung – Diagnostik und Prävention.*(S.197-212). Göttingen: Hogrefe.

Kruse W. & Schettler G. (Hrsg.) (1994). *Handbuch der Allgemeinmedizin.* Hamburg: Nikol Verlagsgesellschaft mbH & Co.KG.

Lindenmeyer, J. (1994). *Lieber schlau als blau – Informationen zur Entstehung und Behandlung von Alkohol- und Medikamentenabhängigkeit.* (2. Überarbeitete Auflage). Weinheim: Beltz.

Lindenmeyer, J. (1999). *Alkoholabhängigkeit.* Göttingen: Hogrefe.

Münch, G. & Reitz, J. (Hrsg.) (1996). *Grundlagen der Krankheitslehre.* Hamburg: Nikol Verlagsgesellschaft mbH & Co. KG.

Vosshagen, A. (1997). *Geschlechtsspezifische Aspekte der Alkoholabhängigkeit bei Männern.* Dissertation. Universität Essen.

Wolkerdorf, M. (2007). Psychische Erkrankung und männliches Geschlecht. In M. Stiehler & T. Klotz (Hrsg.), *Männerleben und Gesundheit – Eine interdisziplinäre, multiprofessionelle Einführung.* Weinheim: Juventa.

Burger, M. & Mensink, G. (2003). *Bundes-Gesundheitssurvey: Alkohol. Konsumverhalten in Deutschland.* [Internet]. Robert Koch Institut
http://www.rki.de/cln_091/nn_205216/DE/Content/GBE/Gesundheitsberichterstattung/GBEDownload sB/alkohol,templateId=raw,property=publicationFile.pdf/alkohol.pdf (Stand: 05.06.09).

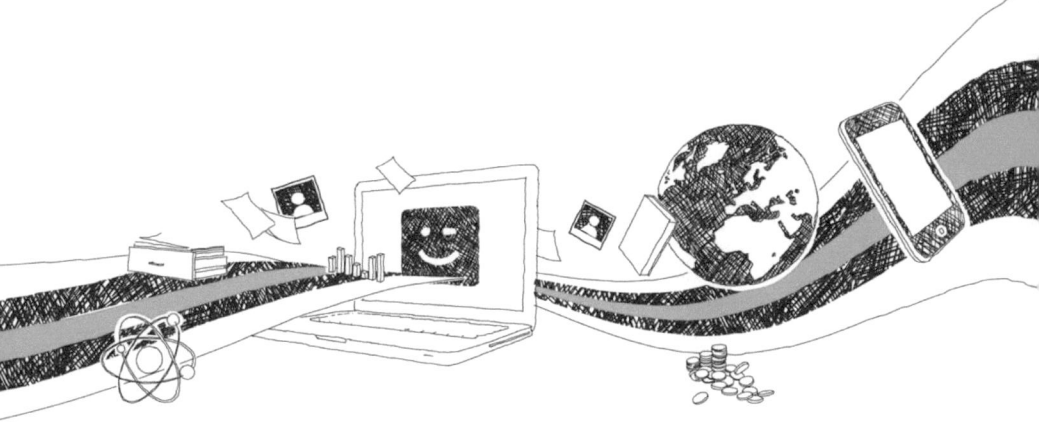
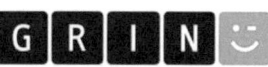